DE
L'EMBRYOTOMIE

AU POINT DE VUE DES SOUFFRANCES QU'ELLE CAUSE AU FŒTUS

ET DES MOYENS DE LES LUI ÉVITER

PAR

K.-C.-S. KH'NTIRIANN

DOCTEUR EN MÉDECINE DE LA FACULTÉ DE PARIS
ANCIEN INTERNE DE L'HÔPITAL DE VERSAILLES

PARIS

ALPHONSE DERENNE
52, Boulevard Saint-Michel, 52

1884

DE

L'EMBRYOTOMIE

au point de vue des souffrances qu'elle cause au fœtus

ET DES MOYENS DE LES LUI ÉVITER

DE

L'EMBRYOTOMIE

AU POINT DE VUE DES SOUFFRANCES QU'ELLE CAUSE AU FŒTUS

ET DES MOYENS DE LES LUI ÉVITER

PAR

K.-C.-S. KH'NTIRIANN

DOCTEUR EN MÉDECINE DE LA FACULTÉ DE PARIS

ANCIEN INTERNE DE L'HÔPITAL DE VERSAILLES

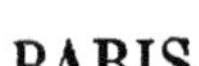

PARIS

ALPHONSE DERENNE

52, Boulevard Saint-Michel, 52

1884

DE L'EMBRYOTOMIE

AU POINT DE VUE DES SOUFFRANCES QU'ELLE CAUSE AU FŒTUS

ET DES MOYENS DE LES LUI ÉVITER

INTRODUCTION

Quand on considère la pratique des accouchements, il semble au premier abord que les accoucheurs de nos jours, en possession des moyens antiseptiques soient, de tous ceux qui exercent l'art de guérir, les mieux partagés. Tandis que les médecins et les chirurgiens font souvent tous leurs efforts pour procurer à leurs malades un simple soulagement ou une amélioration plus ou moins durable, les accoucheurs sont assurés dans l'immense majorité des cas de voir leur intervention aboutir à un heureux évènement. Leur profession ne les rend guère témoins de toutes les misères qui sont l'apanage des maladies. Les gémissements et les plaintes qu'ils entendent ne peuvent durer que quelques heures. Survient-il un incident? les règles quasi-mathématiques de l'obstétrique leur permettent de triompher de presque toutes les difficultés. Quelle carrière enviable cela serait si à tant de faveurs nous ne trouvions pas une terrible compensation !

Quelque jour l'accoucheur sera mis en demeure, par

un évènement qu'il ne pourra éviter, de se prononcer entre la vie d'une mère et celle de l'enfant qu'elle porte dans son sein. Ça n'est pas tout, après avoir été le juge pour rendre la sentence de mort il faudra qu'il soit l'exécuteur. Cruel devoir ! Assurément ni la médecine ni la chirurgie n'ont de semblables nécessités pour ceux qui les pratiquent.

Loin de nous la pensée de soulever ici la discussion toujours brûlante de la légitimité ou de l'illégitimité du sacrifice de l'enfant au salut de la mère.

Ce qui est incontestable, et cela malgré le récit de quelques succès qu'on lit de loin en loin comme celui que le docteur Closmadeuc de Vannes (1) vient de faire connaître ces derniers jours, c'est que l'opération césarienne est le plus souvent funeste pour la mère. Chacun sait la gravité absolue que cette opération a présentée à Paris depuis un siècle. Et cependant quels opérateurs étaient ceux qui échouaient ainsi ! A côté de cela on voit l'éternel châtreur de cochons, Jacques Nufer, qui pratiqua avec succès la première opération césarienne sur la femme vivante, sur sa propre femme.

On ne saurait nier que l'embryotomie offre à la mère de grandes chances de salut ; aussi presque tous les accoucheurs sont aujourd'hui d'accord pour la préférer à l'opération césarienne.

Bien entendu nous ne parlons pas de la boucherie que pratiquèrent au milieu du siècle dernier, en Allemagne, Diesch et Mittelhauser. De tels individus déshonorent la

1. Lettre lue à l'Académie de médecine dans la séance du 1er juillet 1884 sur la troisième opération césarienne pratiquée avec succès par M. le docteur Closmadeuc, de Vannes.

profession et leurs forfaits ont été justement flétris par leurs compatriotes. Nous ne disons pas non plus les sacrifices d'enfants que font trop facilement les accoucheurs anglais de préférence à la version podalique ou à des applications de forceps pénibles mais qui pourraient réussir. Du reste M. le professeur Playfair, de King's college, nous assure que cette manière de faire tend tous les jours à disparaître de la Grande-Bretagne. Tant mieux.

Ce que la majorité des accoucheurs français ont adopté c'est l'embryotomie pratiquée dans des limites raisonnables, alors que toutes les ressources de l'art sont impuissantes pour sauver les deux existences à la fois.

Cependant des hommes autorisés se proclament encore dans nos jours les partisans de l'opération césarienne même dans ces cas. Pour nous, il ne suffit pas de dire que les raisons qu'ils donnent sont étrangères à la science, attendu que celle qu'on peut leur opposer sont de même ordre. Si les partisans de l'hystérotomie obstétricale prétendent qu'on n'a pas le droit de tuer un enfant plein de vie, les adversaires de la même opération soutiennent que la vie de la mère est infiniment plus précieuse pour la société et pour la famille que la vie si précaire et si fragile de l'enfant. Ces considérations n'ont rien à voir ni les unes ni les autres avec la science ; elles sont purement morales et sentimentales. Nous croyons donc que les scrupules des adversaires de l'embryotomie sont respectables à condition qu'ils soient prêts à agir sur leurs femmes ou sur leurs filles absolument de la même manière que sur leurs clientes ; à condition aussi que, cessant de méconnaître la gravité extrême de la section césarienne pour la mère, ils agissent suivant leur conscience et non pour obéir à des doctrines religieuses ou autres.

Que dire de ceux qui, adoptant une pratique bâtarde, attendent inactifs de voir l'enfant succomber pour intervenir? Evidemment leur conduite n'est pas défendable; car, en sacrifiant l'enfant, ils n'offrent pas au moins à la mère toutes les chances d'être sauvée par l'embryotomie qu'ils pratiquent si tardivement. Il y a vraiment bien peu de différence entre sacrifier un enfant et le laisser mourir sans secours pour compenser la gravité beaucoup plus grande de l'embryotomie que l'on pratique après.

Dans ce débat passionné qui n'est pas encore terminé on a émis de part et d'autre des idées exagérées. On a dit que, quand l'accouchement était impossible sans opération sanglante, la présence de l'enfant dans le sein de sa mère était un danger pour elle, que par conséquent elle était en cas de légitime défense et avait le droit de décider le sacrifice de son enfant à la conservation de son existence. D'abord pourquoi consulter la mère et la mettre dans l'horrible nécessité de se prononcer entre sa vie et celle de son enfant? N'est-il pas à la fois plus humain et plus favorable à la guérison de la mère de résoudre cette douloureuse question à son insu avec le mari, les parents, la famille? Nous reconnaissons toutefois que les avis ainsi recueillis peuvent être dictés par des intérêts inavouables dont l'accoucheur doit se garder d'être l'instrument.

D'autre part, si l'on ne devait considérer que ce point, est-il vrai qu'on ait le droit de sacrifier un être humain parce que sa présence est un danger.

Qu'on imagine deux naufragés jetés dans une île déserte

et éloignée de la voie habituellement suivie par les navires. A deux ils auront épuisé en peu de jours la maigre nourriture qu'ils ont pu sauver. Celui qui est le plus fort et qui tient les vivres plutôt que de les partager avec son compagnon laisse mourir celui-ci de faim pour pouvoir, lui, subsister plus longtemps et avoir plus de chances de voir passer le bateau sauveur. Un tel acte d'égoïsme a-t-il l'excuse de la légitime défense?

Quoi, dans ces conditions on sacrifierait son enfant comme on extermine le microbe d'une maladie virulente qu'on a été imprudemment recueillir par un contact suspect et qui met la vie en danger?

Si la présence du fœtus est actuellement une menace de mort pour la femme c'est que, la plupart du temps, elle n'a pas consulté un accoucheur en temps opportun. Et l'enfant qu'on va mortellement mutiler n'est-il pas plutôt victime de l'impéritie de sa mère? Dans la majorité des cas n'aurait-on pas pu sauver les deux existences à la fois en provoquant l'accouchement prématuré ou en empêchant une présentation vicieuse de persister par exemple?

On n'a vraiment pas besoin de pareils arguments; la cause de l'embryotomie est suffisamment facile à défendre rien qu'en mettant la vie si précaire de l'enfant que personne ne connaît encore en face de celle de la mère que tant de liens, de besoins, d'affections rendent si précieuse.

Or on ne saurait comparer les résultats, pour la mère, de l'embryotomie et de l'opération césarienne; celle-ci est infiniment plus dangereuse que celle-là pratiquée en temps opportun. Et pour l'enfant la différence est-elle si grande qu'on pourrait le penser tout d'abord ? La statistique de Kayser montre que, sur 100 enfants extraits par la section césarienne 30 viennent morts et ceux qui succombent quelques jours après leur naissance ne sont pas en petit nombre.

Sans doute il y a tout lieu d'espérer que les progrès de la science rendront un jour qui n'est peut-être pas très éloigné l'opération césarienne beaucoup moins meurtrière pour les femmes ; alors on pourra examiner la question de nouveau. Mais dans l'état actuel des choses, l'hésitation ne nous paraît pas possible.

Avons-nous besoin de dire que tous nos maîtres de la Faculté de Médecine de Paris professent la nécessité de l'embryotomie quand toutes les ressources de l'art ont été reconnues incapables de sauver et la mère et l'enfant ? L'immense majorité des accoucheurs français suivent la pratique de nos maîtres que nous suivrons nous-même dans notre carrière.

Examinons maintenant un autre côté du problème qui fait l'objet de notre travail. Prenons un cas dans lequel, avec un enfant vivant, on est obligé, pour terminer l'accouchement, de choisir entre l'opération césarienne et l'embryotomie. On se décide pour cette dernière opération ; que va-t-on faire ? Il y a des accoucheurs qui attendront de longues heures pour que le fœtus succombe. D'autres accoucheurs, ne voulant pas non plus faire l'embryotomie avant que le fœtus ne soit mort, lui comprimeront la tête avec le forceps pour l'aider à mourir. Cela est puéril, cela serait même plaisant si le sujet n'était pas triste.

En adoptant la pratique usuelle on va, suivant l'espéce

de dystocie, perforer le crâne ou l'écraser complètement, sectionner le cou ou le tronc, désarticuler les membres, extraire les viscères etc. Il va sans dire qu'on pratiquera toutes ces mutilations avec une prudente lenteur de peur de blesser les parties maternelles. Mais le fœtus souffre !

Personne ne paraît avoir songé à ce détail ; la chose est incroyable.

Nous avons vainement cherché un auteur que ce point ait ému. Cependant nous n'avons pas la prétention d'avoir compulsé toute la littérature obstétricale dans le court espace de temps dont nous avons pu disposer. Nous pouvons avancer en tout cas que, si jamais quelqu'un s'est occupé de cette question, il est complètement oublié de nos jours. Ayant eu l'avantage de profiter assidûment depuis les premières années de nos études de l'enseignement de MM. les professeurs Depaul et Pajot nous n'avons jamais entendu ces maîtres parler de cette question, pas plus que les savants agrégés d'accouchements de cette faculté dont nous avons en général suivi tous les cours.

Pour la mère, on pousse l'attention jusqu'à tiédir les instruments qu'on doit porter dans ses organes afin de lui éviter même de sentir le froid de l'acier. Et le fœtus dont ces instruments vont labourer le corps on ne s'en soucie pas !

Dans ce siècle d'humanité tandis que l'on invente des instruments perfectionnés pour abattre les animaux de boucherie sans les faire souffrir, est-il permis de pratiquer sur un enfant vivant de longues et d'atroces opérations sans se préoccuper de lui éviter la douleur ?

Avant la découverte de l'anesthésie chirurgicale les chirurgiens donnaient la préférence aux procédés opératoires qui demandaient le moins de temps ; pour le fœtus on n'a même pas eu ce soin ; et quand on compare les différentes manières de faire l'embryotomie les unes aux autres la rapidité de l'opération n'entre guère en ligne de compte.

On nous dira peut-être qu'ordinairement l'embryotomie n'est pas très-longue à faire et que l'enfant succombe rapidement. Pour nous, il n'est point démontré que la mort arrive si rapidement ; la preuve c'est que les enfants sont quelquefois extraits vivants après avoir été horriblement mutilés. Cela est rare, nous en convenons, mais il suffit que cela soit possible pour qu'on doive faire tout pour l'éviter.

Nous nous souvenons d'avoir assisté à une exécution capitale et nous pouvons assurer qu'en pareille circonstance les secondes paraissent véritablement comme des heures. Depuis le moment où l'exécuteur mit la main sur le condamné jusqu'au moment où tout était fini il s'écoula à peine dix secondes. Et cependant il nous semblait comme aux autres assistants que cette horrible opération se faisait avec une lenteur désespérante.

Si le supplice d'un affreux parricide a pu nous émouvoir à ce point, combien l'accoucheur qui pratique une embryotomie ne serait-il pas touché si la pauvre victime pouvait le rendre témoin de ses horribles souffrances ? Mais, à moins de se présenter par la face et de faire entendre le vagissement utérin, le fœtus n'a aucun moyen pour attirer l'attention de l'accoucheur sur sa situation. S'il en avait été autrement il y a longtemps que l'on se serait occupé de cette question. Quant à nous, nous sommes navré de songer que tant d'enfants ont succombé dans des douleurs

abominables et que tant d'autres mourront de même avant
que notre faible voix soit entendue si jamais elle est écoutée.

SIGNES DE LA MORT DU FŒTUS

Les anciens accoucheurs ne décidaient l'embryotomie
que quand ils croyaient être sûrs de la mort du fœtus. La
plupart d'entre eux croyaient un peu trop facilement que
l'enfant avait cessé de vivre, si bien que souvent ils ont pra-
tiqué l'opération sur l'enfant vivant.

Moriceau s'indigne de cette négligence et blâme énergi-
quement beaucoup de ses contemporains. Il réclame que
la mort du fœtus ne soit affirmée qu'après la constatation
simultanée d'un certain nombre de signes qui sont encore
aujourd'hui des meilleurs.

Les auteurs modernes ont consigné un nombre considérable de phénomènes pour servir au diagnostic de la mort
de l'enfant ; nous allons résumer les plus importants, sans
nous arrêter aux circonstances qui peuvent faire soupçon-
ner la mort du fœtus telles que les traumatismes graves
subis par la région utérine, les tentatives violentes ou ma-
ladroites faites pour accoucher la femme, etc.

En interrogeant la mère on apprend qu'elle ne sent plus
remuer son enfant tandis qu'elle le sentait très bien aupara-
vant. Elle dira également que son ventre, loin de continuer
de se développer diminue au contraire et devient flasque ;
que quand elle change de côté dans son lit il lui semble
qu'un corps lourd se déplace dans son abdomen pour tom-

ber au côté qui est le plus déclive. Les mamelles sont devenues flasques et il s'en écoule un liquide semblable à du lait. Les phénomènes sympathiques tels que vomissements, ptyalisme ou autres ont cessé d'être observés.

Par l'examen direct l'accoucheur ne perçoit plus les mouvements actifs du fœtus qu'il avait constatés précédemment. Il ne peut plus retrouver les battements du cœur fœtal malgré qu'il a itérativement ausculté l'utérus de la femme en faisant prendre à celle-ci les positions les plus variées.

Si l'œuf est ouvert on constatera par le toucher que les petites parties qui peuvent se présenter ne font aucun mouvement, même sous l'influence de l'excitation du doigt explorateur. Si la bouche est accessible on ne sentira, en y introduisant son doigt, aucune succion ni aucun mouvement de la langue comme cela s'observe quand l'enfant est en vie. Si l'anus se trouve devant le doigt on constatera qu'il est béant et que son sphincter ne se contracte point sur le doigt.

S'il y a prolapsus ou procubitus du cordon on trouvera celui-ci sans pulsations, flasque et décoloré. Les eaux amniotiques seront teintées de méconium quoique l'enfant ne se présente pas par le siége ; ou bien elles seront d'une coloration roussâtre et sale. Si la poche des eaux est rompue depuis un certain temps il se fera par les organes génitaux de la femme un écoulement de liquide exhalant une odeur fétide de putrilage. Le doigt explorateur amènera des lambeaux d'épiderme. Si la tête se présente on pourra constater que les os sont mobiles et que la peau qui les recouvre est flasque et pendante.

Un signe qui paraît avoir été négligé par beaucoup d'auteurs modernes c'est la non formation de la bosse séro-sanguine sur une partie fatale qui est engagée déjà depuis quelques heures au détroit supérieur. Moriceau l'avait parfaitement indiqué (1) ; nous l'avons trouvé signalé également ment dans l'excellent *Traité pratique de l'art des accouchements* de H. F. Nœgele et W. L. Grenser. Ces messieurs disent même que si la bosse séro-sanguine avait déjà commencé à se constituer, après la mort de l'enfant, elle perd son élasticité et devient molle et flasque. Ayant fait un grand nombre d'accouchements pendant notre long internat à l'hôpital de Versailles nous avons constaté ce signe toutes les fois que l'enfant venait mort.

Voilà ce que l'on considère aujourd'hui comme pouvant faire croire que le fœtus est mort dans le sein de sa mère. Les auteurs reconnaissent que la plupart de ces signes n'ont qu'une valeur relative. Il est un très petit nombre d'entre eux qu'ils considèrent comme plus ou moins certains, tel accoucheur attachant plus d'importance à celui-ci et tel autre regardant comme plus sûr celui-là.

Notre éminent maître et président de thèse, M. le professeur Tarnier, a bien voulu nous dire que, pour lui, il n'y avait qu'un signe de certitude pour le diagnostic de la mort du fœtus : la flaccidité et la décoloration du cordon ombilical avec absence de battements funiculaires.

1. Moriceau. *aphorisme*, 164.

EXAMEN DES SIGNES DE LA MORT DU FŒTUS AU POINT
DE VUE PARTICULIER DE L'EMBRYOTOMIE SUR L'ENFANT VIVANT

Nous allons maintenant chercher à savoir quel parti on peut tirer de ces signes pour pratiquer l'embryotomie avec la certitude qu'on ne fera pas souffrir l'enfant.

Les traumatismes plus ou moins graves subis par la mère ou les manœuvres violentes qu'on peut avoir pratiquées sur elle dans le but de la délivrer ne sauraient servir qu'à faire simplement penser à la mort possible du fœtus. Il ne viendra à l'idée de personne de s'en tenir là et de considérer l'enfant comme mort.

Les renseignements fournis par la femme sur les sensations qu'elle éprouve ou les modifications qu'elle paraît constater sur les diverses parties de son corps ne sont pas non plus de nature à entraîner la conviction, surtout si l'on pense que, très souvent, toutes ces sensations ou ces changements sont imaginaires et que les femmes, de bonne foi, croient les éprouver ou les constater parce qu'on leur a dit qu'il devait en être ainsi. Néanmoins s'il y a écoulement de lait par les mamelles on doit faire des réserves et ne pas considérer d'emblée ce renseignement comme non avenu. Du reste nous reviendrons plus bas sur cette particularité.

Si les vomissements ou autres phénomènes analogues établis du fait de la gestation viennent à disparaître doit-on en conclure que l'enfant a succombé ? Mais chacun sait que le fait se produit chez un très grand nombre de femmes qui mettent au monde des enfants parfaitement vivants et à terme.

M. le professeur Tarnier nous a rapporté dans son cours de cette année qu'une dame de sa clientèle atteinte de ptyalisme pendant sa grossesse n'en fut point débarrassée après son accouchement, malgré tout ce qu'on put faire ; cette incommodité disparut un jour subitement comme la dame se préparait à revenir à Paris pour demander de nouveaux soins à M. le professeur Tarnier. A cette occasion notre maître nous disait que ces sortes de phénomènes survenaient et disparaissaient sans qu'on pût savoir pourquoi.

Les mouvements actifs du fœtus peuvent cesser d'être perçus quoique l'enfant soit bien vivant. Il y a des périodes de temps pendant lesquelles il paraît rester tout à fait immobile.

De ce que les petites parties fœtales qu'on peut atteindre ou la bouche dans laquelle on peut porter le doigt ne font aucun mouvement on ne peut pas non plus porter les instruments meurtriers sur l'enfant avec la même tranquillité que si l'on opérait sur un cadavre. En somme les fœtus sont plus ou moins excitables les uns que les autres.

Lorsque le doigt introduit dans l'anus ne sent pas la contraction du sphincter cela constitue une forte présomption pour la mort du fœtus. Néanmoins pour que les auteurs ne considèrent pas ce signe comme de première importance il faut qu'il n'ait pas la valeur qu'on serait tenté de lui attribuer au premier abord.

Nous-même nous avons une fois constaté ce signe chez

une femme dont l'enfant se présentait par le siège mode des fesses. Comme nous entendions des battements de cœur normaux nous ne fûmes pas inquiet et l'enfant vint simplement en état de mort apparente ; il suffit du reste de quelques frictions pour le ranimer.

A ce propos nous croyons devoir mettre en garde les accoucheurs contre une cause d'erreur que nous n'avons pas trouvée signalée. C'est que si la femme est profondément chloroformisée, probablement l'enfant l'est aussi et dans ces conditions il ne serait pas étonnant qu'on ne sentît pas les contractions de son sphincter anal.

L'épiderme de l'enfant se détachant et venant par lambeaux avec le doigt de l'accoucheur constitue un signe considérable. Seulement le même fait peut s'observer dans dans le cas où le bras dans une présentation de l'épaule ou un membre procident dans une présentation du sommet ou de la face ou les membres pelviens dans certaines présentations du pelvis peuvent, par gêne de la circulation, se couvrir de phlyctènes.

Dans un de ces cas, le doigt explorateur peut amener des lambeaux d'épiderme sans que cela doive faire admettre que le fœtus est mort.

Lorsque les battements du cœur fœtal, plusieurs fois cherchés en faisant prendre à la femme des postures variées, n'ont pas été entendus par une oreille exercée, la mort du fœtus est presque certaine. Mais que de fois, alors qu'à trois ou quatre reprises on a échoué dans cette recherche, on finit par les trouver. Si bien qu'on ne sait pas au bout de combien de fois on est autorisé à conclure. On se dit toujours qu'au bout d'un certain temps on les entendra peut-être. Cependant le temps passe et le pronostic de l'embryotomie s'aggrave d'autant. Et puis cette manière de faire ne rappellerait-elle pas celle des accoucheurs qui pour pratiquer l'embryotomie attendent patiemment que le cœur ait cessé de battre ? Cela nous paraît aussi cruel que de pratiquer l'opération sur le fœtus vivant sans aucune précaution préalable, car ce n'est pas sans de longues souffrances qu'il doit mourir en pareil cas.

Certains auteurs donnent le liquide amniotique teinté de méconium dans une présentation autre que celle du siège comme signe de la mort du fœtus. La plupart des accoucheurs concluent de ce fait que l'enfant souffre et qu'il est en danger. Nous n'insistons pas.

S'il s'écoule par les organes génitaux de la femme un liquide fétide on peut craindre que l'enfant ne soit mort ; mais là encore on est loin d'une certitude absolue. Après de longues heures de travail il peut se trouver dans ces organes toutes sortes de liquides corruptibles. Serait-il surprenant si dans un milieu aussi favorable des fermentations très actives se produisaient en donnant naissance à des odeurs putrides ? Dans ces conditions comment considérer le fœtus comme certainement mort ? Ce n'est pas tout, et, dans un cas semblable, on ne peut pas ne pas se demander si l'on est pas en présence d'une grossesse gemellaire avec cavité unique de l'œuf et si l'un des jumeaux mort et macéré ne produit pas ces odeurs ? Peut-on toujours faire le diagnostic d'une grossesse gémellaire ? N'est-on pas pour ces cas graves appelé, presque toujours, à un moment où le palper ne peut plus se pratiquer avec profit ?

Dans des circonstances semblables si lors de la rupture des membranes les eaux amniotiques présentent une coloration roussâtre pourra-t-on dire que le fœtus qui se présente et qu'on va sacrifier soit sûrement mort et macéré ?

Nous dirons même qu'en pareil cas la présence d'un cordon ombilical procident qui serait sans battements, flasque et décoloré, perdrait une grande partie de sa valeur diagnostique ; car ce cordon pourrait appartenir à un jumeau mort tandis que celui qui se présente pourrait être parfaitement vivant. Pour éviter une pareille erreur il faudrait introduire la main dans l'utérus en suivant le cordon procident afin de s'assurer qu'il va bien s'insérer à l'ombilic de l'enfant qui se présente. Si on ne peut pas le faire et si on n'a pas pu reconnaître qu'il s'agit d'une grossesse simple, nous le répétons, ce signe ne saurait suffire.

Nous croyons devoir insister aussi sur la nécessité de constater réunis les trois caractères : absence de pulsations, flaccidité et décoloration. Si l'on se contentait d'avoir reconnu seulement l'absence de pulsations on pourrait avoir affaire à une anse de cordon qui serait comprimée ; dans ce cas le fœtus ne serait pas nécessairement mort.

Nous avons trouvé dans nos notes un cas de ce genre dans lequel au moment où nous avons touché la femme nous avons constaté une présentation du siège avec prolapsus du cordon. Nous n'avons pas senti les pulsations funiculaires. Néanmoins nous nous sommes pressé de rentrer le cordon en soulevant un peu le siège de l'enfant et nous avons eu, dans la suite, le bonheur de voir naître cet enfant, parfaitement vivant.

Les travaux de Zweifel, Zuntz, Pflüger et Andeas Högyes,

que M. le Dr Pinard, le savant agrégé de cette faculté, a rapportés dans l'article *fœtus* du *Dictionnaire encyclopédique des sciences médicales*, prouvent que le fœtus présente beaucoup plus de résistance que l'on ne croyait aux causes de mort, surtout en raison du peu d'oxygène qui est nécessaire pour entretenir la vie chez lui et de la solidité des adhérences qui relient l'organisme fœtal à l'organisme maternel.

Tous les accoucheurs ont observé des cas dans lesquels le fœtus a été extrait mort et n'a pas pu être ranimé quoique peu de temps avant l'extraction on eût entendu les battements du cœur. Cela paraît être en contradiction avec ce que nous venons de dire. Cependant on peut l'expliquer par ce fait que le cœur du fœtus bat encore longtemps tandis que le cordon est comprimé par exemple ; de telle sorte que quand il cesse de battre la cause de mort a persisté déjà trop longtemps pour qu'on puisse le ranimer.

Nous demandons pardon à notre éminent maître M. le professeur Tarnier, nous sommes tellement préoccupé d'éviter toute espèce d'erreur de diagnostic pouvant entraîner des tortures pour l'enfant que nous nous sommes permis de faire quelques réserves même à l'endroit de son signe de prédilection.

Nous pouvons ajouter ici qu'il ne serait pas extraordinaire que la mort d'un des jumeaux produisît l'écoulement par la mamelle de ce liquide analogue à du lait dont nous avons parlé plus haut. Les quelques recherches que nous avons pu faire ne nous ont pas permis d'être fixé sur ce point.

Les auteurs modernes n'ont pas considéré la grossesse

gémellaire dans ces graves questions de l'état de vie ou de
mort du fœtus. Nous avons été heureux de trouver dans le
livre de Moriceau un passage sur ce point. Voici ce qu'en
dit ce très remarquable observateur : « C'est pour ce sujet
« que j'ai fait remarquer précisément qu'il faut que la plu-
« part de ces signes se rencontrent ensemble pour nous
« certifier que l'enfant est mort, car plusieurs d'entre eux
« sont équivoques lorsqu'ils sont seuls ; comme est par
« exemple celui des excrétions fétides et cadavéreuses qui
« pourroient facilement tromper ceux qui ne considére-
« roient pas qu'il se rencontre quelquefois deux enfants
« dans la matrice dont l'un est mort et corrompu et l'autre
« est vivant et sain, ce que j'ai vu arriver plusieurs fois et
« particulièrement en une occasion où la femme d'un
« avocat m'envoya quérir pour la secourir en son accou-
« chement et pour terminer un grand différend qu'elle avoit
« avec sa sage-femme, qui étoit fondé sur ce que, nonobs-
« tant qu'elle sentoit manifestement son enfant remuer en
« son ventre, sa sage-femme lui vouloit faire croire qu'il
« étoit mort, à cause des excrétions puantes et cadavé-
« reuses qu'elle vuidoit de sa matrice depuis deux jours ;
« mais lorsque j'eus examiné ce qui en étoit, je trouvai
« qu'elles avoient toutes deux fortuitement dit la vérité ;
« car j'accouchai sur l'heure cette femme de deux mâles,
« dont le premier étoit mort et entièrement corrompu,
« duquel procédoient ces excrétions puantes que la mère
« avoit vuidées, et l'autre étoit vivant. Je les tirai tous deux
« par les pieds à cause qu'ils se présentoient en mauvaise
« posture, ayant été obligé pour ce sujet de percer les
« eaux du dernier, qui étoit vivant afin de le tirer inconti-

« nent après que j'eus fait extraction de ce premier qui
« étoit mort (1). » Pour terminer ce chapitre il nous reste
à examiner deux signes qui ont pour nous une grande importance.

D'abord la non formation de la bosse séro-sanguine sur
une partie fœtale engagée depuis quelques heures au détroit
supérieur ; nous n'osons pas considérer ce fait comme
permettant de certifier la mort du fœtus parce que des
hommes d'une expérience consommée n'ont pas cru devoir
lui reconnaître ce caractère et que dans le doute nous
aimons mieux ne pas aller plus loin qu'eux.

Enfin, arrivant aux caractères de la macération du fœtus
que nous avons décrits plus haut, nous dirons que si on
les constate avec la dernière évidence on peut conclure à la
mort du produit de la conception surtout si on les trouve
associés à un certain nombre d'autres signes sérieux. Car
dans cette grave question comme dans bien d'autres que
le médecin a à résoudre on ne doit pas s'en tenir à des
phénomènes isolés, mais on doit chercher un ensemble qui
puisse permettre de se décider avec certitude.

De l'analyse que nous venons de faire des signes de la
mort du fœtus il résulte que dans l'immense majorité des
cas on sera dans le doute. Or en pareille matière c'est la
certitude qui est nécessaire. Il ne s'agit pas ici d'une
erreur de diagnostic sans importance. Si dans un cas autre
que ceux que nous examinons on a annoncé par exemple
à la famille que l'enfant est mort et qu'il vienne vivant,
peu nous importe ; du reste la famille sera tellement heu-

1. Moriceau. Tome I, page 277.

reuse qu'elle ne songera pas à faire un reproche à l'accoucheur. Mais dans un cas à embryotomie l'erreur serait très grave ; aussi nous sommes-nous montré très difficile sur la valeur des signes que nous avons passés en revue.

Il nous semble donc qu'il est sage, qu'il est humain d'agir dans chaque cas comme si l'on devait opérer sur l'enfant vivant, de même que l'on pratique l'opération césarienne *post mortem* avec les mêmes précautions que si la femme était en vie.

MOYENS DE DÉTERMINER RAPIDEMENT ET SANS SOUFFRANCE LA MORT DU FŒTUS AVANT DE PRATIQUER L'EMBRYOTOMIE

Électricité.

Notre but est de faire en sorte que le fœtus succombe rapidement pour le faire souffrir le moins que nous pourrons.

Nous avons naturellement pensé avant tout à l'électricité pour obtenir en quelque sorte une mort foudroyante. Mais, outre les difficultés très grandes de l'appliquer, nous avons été arrêté dans cette voie par les effets peu satisfaisants obtenus sur les animaux. Une expérience entre autres faite il y a deux mois dans le laboratoire de M. le Dr Gariel, le savant agrégé de cette faculté, montra qu'il était extrêment difficile d'arriver au but en se mettant dans les meilleures conditions. On ne parvint à déterminer la mort de l'animal (un chien de taille moyenne) qu'à l'aide de courants très énergiques qu'on fit passer pendant un temps fort long.

M. le professeur Vulpian voulut bien nous dire que lui-même avait rencontré les plus grandes difficultés pour arriver à ce résultat sur des lapins et des chiens avec l'électricité.

Et puis, même si les expériences avaient mieux réussi chez les animaux, aurait-on pu songer à employer des piles et des bobines d'une semblable puissance sur le fœtus qui a des contacts si intimes et si multipliés avec l'utérus ? Aussi avons-nous dû abandonner ce moyen que nous avons reconnu inapplicable.

Injections par la veine ombilicale de substance toxique.

Nous pensons que la morphine, le chloral ou l'acide cyanhydrique, par exemple peuvent être introduits par l'intermédiaire du cordon ombilical en quantité suffisante pour déterminer la mort du fœtus dans les conditions désirables. La morphine et le chloral agiraient plus lentement, mais le fœtus ne souffrirait presque pas ; l'acide cyanhydrique serait quasi foudroyant.

Pour pratiquer l'une ou l'autre de ces injections on pourrait procéder de la manière suivante.

La femme étant placée dans la position genu-pectorale si cela est possible ou bien dans le decubitus latéral, on introduit dans le vagin le spéculum de Sims et un aide attire le perinée vers le sacrum. Le cordon qui est procident ou qu'on a amené préalablement dans le vagin est attiré doucement le plus près possible de la vulve. On pince l'anse du cordon par son milieu et la branche dans laquelle les battements continuent d'exister est la branche fœtale. Il faut tirer doucement sur cette branche jusqu'à ce qu'on sente une résistance de façon à agir le plus près possible du fœtus. Cela fait on isole la veine ombilicale dans une étendue de trois centimètres environ et on la pince dans l'angle de la plaie qui est le plus rapproché de l'ombilic de l'enfant. Cette manœuvre fait gonfler la veine dans laquelle on introduit alors, sans la déchirer et en ayant soin aussi de ne pas la traverser de part en part, une canule de Pravaz. On la place dans la cavité du vaisseau parallèlement à l'axe de celui-ci et de façon que son extrémité pointue soit dirigée dans le sens fœtal du cordon.

On cesse alors de pincer la veine et on constate que l'extrémité de la canule est bien dans le vaisseau en voyant le sang sortir par l'autre extrémité.

A ce moment on adapte la seringue de Pravaz ordinaire ou une seringue fabriquée *ad hoc* avec un corps de pompe plus spacieux chargée du liquide que l'on doit injecter.

Cela fait on interrompt la circulation entre le point où on a introduit l'aiguille et le placenta, à cet effet on peut faire une ligature sur le cordon ou y placer une pince à forcipressure. On s'assure de nouveau que les battements existent dans le bout du cordon où l'on a placé l'aiguille et qu'ils ont disparu dans l'autre bout. On pousse ensuite l'injection lentement de façon qu'elle pénètre complètement dans la circulation fœtale.

Si l'on n'a pas une seringue à corps de pompe spacieux et qu'on est obligé de faire l'injection en plusieurs fois, on pince la veine et l'extrèmité pointue de la canule entre le pouce et l'index et on retire la seringue qu'un aide remplit de nouveau et ainsi de suite.

Quand on a injecté toute la quantité nécessaire, on retire la canule et la seringue et on place une autre ligature ou une autre pince à forcipressure entre le point par lequel on fait l'injection et l'ombilic de l'enfant.

Un quart d'heure après on peut faire l'embryotomie.

Pour faire ces injections intra-veineuses on doit s'assurer autant que possible que, entre le point où on fait l'injection et l'ombilic, il ne se détache aucun vaisseau se rendant à un placenta supplémentaire comme cela s'est observé quelquefois. Nous ne répéterons pas ici ce que nous avons déjà dit sur la nécessité de constater que le cordon ombilical qu'on a sous la main est bien celui de l'enfant sur lequel l'embryotomie doit être pratiquée.

En tout cas, de peur que par un oubli ou par une anomalie des vaisseaux du cordon la substance injectée portée dans la circulation maternelle ne cause un désastre, on fera sagement d'injecter des doses telles que, même si la mère les recevait, elles ne puissent causer chez elle des accidents très graves.

On peut injecter soit trois centigrammes de morphine, soit trois grammes de chloral, soit trente centigrammes d'acide cyanhydrique médicinal. Il faut avoir soin de faire faire dix ou quinze grammes de solution aqueuse avec la substance qu'on aura choisie, car si le liquide à injecter était d'un faible volume, une notable portion de la substance active resterait dans la veine ombilicale et ne contribuerait pas à produire le résultat désiré.

Moyen de produire la mort du fœtus par arrêt brusque de la circulation encéphalique et par compression des nerfs pneumo-gastriques.

C'est certainement le meilleur moyen qu'on puisse employer chaque fois qu'il est possible de le mettre en usage. Par ce moyen, certainement le fœtus passerait de la vie à la mort sans avoir rien senti à aucun moment.

Il suffit pour cela de lui serrer brusquement le cou par une ficelle qui en ferait complètement le tour. Du reste, pour bien établir le mécanisme de ce genre de mort, nous ne pouvons mieux faire que de reproduire ici le passage qui y est relatif dans le livre de M. Hoffmann, professeur de médecine légale à l'Université de Vienne, traduit par M. E. Lévy.

« Le resserrement du cou fait de cette façon a pour con-
« séquence non-seulement l'occlusion des voies respiratoi-
« res, mais encore la compression d'autres organes impor-
« tants situés dans le cou. L'anse de la corde se trouvant
« presque toujours, comme nous le verrons plus tard et ce
« qui s'explique par les dispositions locales, au-dessus du
« larynx, entre celui-ci et l'os hyoïde, l'occlusion des
« voies respiratoires ne peut pas avoir lieu, comme on se
« le figure souvent, par compression du larynx ou même
« de la trachée, mais doit se faire de la façon suivante : la
« base de la langue est refoulée contre la paroi postérieure
« du pharynx, tandis que les parties sont tirées et repous-

« sées vers le haut, ce dont on peut facilement se convain-
« cre par des coupes sur des cadavres congelés de pendus.
« Cette occlusion des voies respiratoires au cou est par elle
« seule capable d'amener des symptômes d'asphyxie et de
« déterminer la mort. Malgré cela, il faut encore accorder
« un certain rôle à la compression des autres organes
« situés dans le cou, surtout les gros vaisseaux.

« La position anatomique des vaisseaux et les conditions
« mécaniques qui accompagnent la pendaison peuvent déjà
« nous faire présumer qu'il doit y avoir compression des
« gros vaisseaux du cou, surtout des carotides. Ce qui
« plaide encore en faveur de cette opinion, c'est la rupture
« de la membrane interne de la carotide que l'on trouve
« souvent au point correspondant au sillon de strangula-
« tion. Enfin ce qui le prouve directement, ce sont les
« expériences que nous avons souvent répétées et toujours
« avec le même résultat. Celles-ci nous apprennent qu'il
« est impossible de faire passer du liquide par les caroti-
« des d'un cadavre suspendus, même si la pression est
« supérieure au poids du corps (ce qui arrive facilement
« pour le cadavre d'un enfant) et dépasse de beaucoup la
« pression sanguine. L'endroit où la carotide est compri-
« mée, se trouve en général immédiatement en avant de sa
« bifurcation, et est par conséquent le même que celui où
« l'on trouve le plus souvent une rupture de la tunique
« interne. Il est certain que dans ces conditions, les veines
« jugulaires sont comprimées jusqu'à devenir imperméa-
« bles. Si donc il est prouvé que dans la pendaison les
« vaisseaux du cou sont comprimés, il faudra nécessaire-
« ment accorder à cette compression un rôle important

« dans ce genre de mort, car nous savons que celle-ci est
« déjà par elle-même capable de déterminer des symptô-
« mes graves.

« Aristote dit déjà que « *quibus in collo venæ appre-*
« *henduntur insensibiles fiunt.* » La compression des caro-
« tides a été recommandée et employée par des médecins
« modernes (Parry, Lewès, Romberg, Trousseau) pour
« couper les accès d'épilepsie. On remarque dans ce cas
« un trouble de la vue, du vertige, de l'hébétude, de la
« faiblesse, enfin de l'évanouissement et la chute. Kuss-
« maul et Tenner ont observé les mêmes symptômes après
« la compression des carotides. Flemming a constaté sur
« lui et sur d'autres personnes que la compression des
« artères du cou amenait un état de somnolence. Schiff a
« trouvé que l'anémie du cerveau produite par compres-
« sion des carotides agissait comme un excitant puissant
« sur le système vasculaire et augmentait la pression san-
« guine et la fréquence des pulsations. Filehne a vu la
« respiration dite de Cheyne-Stock survenir après la com-
« pression des carotides. Pilz a remarqué que sur six cents
« cas de ligature d'une ou des deux carotides 32 fois pour
« 100 il y a eu des accidents cérébraux et que la morta-
« lité était de 32 1/2 pour 100.

« Par ces observations nous voyons que l'oblitération
« des carotides seule donne lieu à des accidents cérébraux,
« à plus forte raison doit-on s'y attendre quand il y a en
« même temps compression des jugulaires comme dans la
« pendaison. L'afflux et le retour du sang sont brusque-
« ment arrêtés dans le cerveau, et comme le cerveau
« réagit extraordinairement vite contre ces troubles de

« nutrition (oxydation), il est naturel et compréhensible
« qu'il doive y avoir immédiatement du côté du cerveau,
« surtout de la perte de connaissance, et cela plus vite que
« s'il y avait simple occlusion des voies respiratoires, car
« dans ce dernier cas les processus d'oxydation dans le
« cerveau sont secondaires, tandis qu'ici ils agissent en
« premier lieu.

« Cette circonstance que les artères et les veines verté-
« brales restent perméables est certainement de peu d'im-
« portance ; car il est clair que, si dans la compression
« des carotides le retour du sang par les jugulaires est en
« même temps empêché, la circulation cérébrale ne peut
« pas s'établir immédiatement par les vaisseaux vertébraux
« d'un calibre si faible, d'autant plus que le sang retenu
« dans le cerveau devient rapidement hyperveineux. En
« outre l'asphyxie, résultat de l'occlusion des voies respira-
« toires, suspend bientôt la circulation dans les artères et
« les veines vertébrales.

« Il ne faut pas oublier que le nerf vague peut être faci-
« lement comprimé, car il est situé dans la même gaine
« que l'artère carotide et la jugulaire interne. Le rôle
« physiologique de ce nerf modérateur du cœur peut faire
« prévoir que cette compression n'est pas indifférente.
« Waller employait la compression du nerf vague comme
« anesthésique, et a vu des individus tomber par terre
« comme frappés de la foudre après une pression d'une
« certaine durée sur ce nerf. Le professeur Thanhofer a
« vu un étudiant qui s'était comprimé plusieurs fois un
« des nerfs pneumo-gastriques avec le bout de son ongle
« dans un but physiologique et qui avait poussé cette com-

« pression à un degré très avancé, tomber sans connais-
« sance et sans pouls un jour qu'il s'était comprimé les
« deux nerfs pneumogastriques à la fois. Le professeur
« Czermak nous a fait voir la même chose sur lui-même.

« Il résulte, de ce que nous avons dit, que la mort dans
« la pendaison ne survient pas seulement par occlusion des
« voies respiratoires, mais il faut attribuer une certaine
« influence à l'interruption subite de la circulation dans le
« cerveau par compression des vaisseaux du cou et peut-
« être à l'arrêt du cœur par compression simultanée des
« nerfs vagues. C'est par cette raison que nous expliquons
« l'arrivée plus rapide de la mort dans la pendaison que
« dans les autres modes mécaniques d'asphyxie et que
« nous croyons que la perte de connaissance doit avoir lieu
« au moment où se fait le reserrement de la corde passée
« autour du cou.

« La rapidité de la perte de connaissance est confirmée
« par le dire de tous ceux qui ont été sauvés de la pendai-
« son, car ils sont unanimes à reconnaître qu'ils ont perdu
« connaissance immédiatement après la constriction du
« cou, de sorte qu'ils ne se rappellent plus rien à partir de
« ce moment. C'est ce qui explique pourquoi parmi beau-
« coup ou peut-être la plupart des individus qui se pen-
« dent dans une position telle que leurs pieds touchent
« largement le sol, on ne connaît pas de cas de pendu qui
« se soit délivré lui-même de son lien. Si la perte de con-
« naissance ne survenait pas immédiatement, nous trou-
« verions par ci par là, comme dans les autres genres de
« suicide, des individus qui, par peur ou par douleur, au-
« rait renoncé à leur tentative de suicide, d'autant plus

« que, pour le faire, ils n'auraient qu'à se remettre sur
« les pieds, ce qui leur serait facile dans la position où ils
« se trouvent, et que l'on peut facilement supporter, sans
« perdre connaissance, un arrêt de la respiration de 30 à
« 40 secondes.

Pour compléter ces notions dont l'importance n'é-
chappera à personne, nous citons à la suite les commen-
taires de M. le professeur Brouardel.

« Hofmann a parfaitement déterminé les conditions de la
« mort dans la pendaison. Il a démontré que le lien qui
« étreint le col, lorsque l'anse est placée sous le menton,
« empêche la circulation de se faire dans les carotides. Il
« suffit que le corps soit incomplètement soulevé par le lien
« pour que l'arrêt de la circulation carotidienne soit absolu.

« Nous avons répété et varié sous toutes les formes l'ex-
« périence d'Hofmann. Nous avons laissé en place tous les
« organes du cou, en faisant à la poitrine une fenêtre pour
« permettre d'injecter de l'eau dans les gros vaisseaux de
« la base du cœur, nous avons enlevé la calotte crânienne
« pour mettre à nu la terminaison de la carotide interne,
« le golfe de la veine jugulaire interne et la basilaire.

« Nous avons passé dans la trachée et fait sortir par la
« bouche un tube en caoutchouc mou. Puis nous avons
« passé autour du cou l'anse d'une corde de façon que le
« plein de l'anse soit en avant du cou et au-dessus du la-
« rynx, et nous avons vu, en plaçant un dynamomètre sur
« le trajet de la corde que deux kilogrammes de traction
« supprimaient toute circulation dans les jugulaires, cinq
« kilogrammes supprimaient la circulation artérielle par les
« carotides, mais il fallait opérer une traction de quinze

« kilogrammes pour que la base de la langue appliquée
« sur la voûte palatine empêchât l'injection d'eau par le
« tube trachéo-laryngé de sortir par l'extrémité buccale.
« Enfin une traction de trente kilogrammes supprimait
« toute circulation par les artères vertébrales. Ces expé-
« riences sont fondamentales. En variant la position du
« lien, en modifiant la place occupée par le plein de l'anse,
« en mettant par exemple le nœud de la corde sur l'angle
« de la mâchoire inférieure et le plein sous l'autre angle,
« on voit que la circulation carotidienne est interrompue
« du côté du plein de l'anse, elle reste libre du côté du
« nœud. Mais la circulation par les jugulaires est inter-
« rompue des deux côtés.

« Il en résulte, lorsque les deux carotides sont compri-
« mées par une anse symétriquement placée, que la mort
« par pendaison a lieu par anémie cérébrale et syncope
« (le visage reste pâle), et lorsque la circulation peut
« encore se faire par une carotide, alors que la circulation
« de retour est impossible par position oblique du plein
« de l'anse, que le sang s'accumule dans l'encéphale et
« la face, et que la mort a lieu par asphyxie et non par
« syncope (le visage devient bleu, cyanosé).

« L'occlusion des voies respiratoires varie suivant la
« position du lien, absolue dans la pendaison complète,
« elle peut être imparfaite lorsque les pieds ou le siège
« touchent la terre, ou lorsque l'anse est placée latérale-
« ment.

« On comprend dès lors pourquoi les pendus ont tantôt
« la face pâle, tantôt bleue, pourquoi chez les uns la mort
« est presque instantanée, pourquoi elle est lente chez les

« autres ; dans le premier cas elle résulte de la syncope
« par anémie cérébrale, dans le dernier elle se fait par
« asphyxie plus ou moins lente. Il est rare que l'on puisse
« rappeler les premiers à la vie, tandis que chez les autres
« la possibilité d'une sorte de résurrection a parfois sur-
« pris les médecins légistes les plus expérimentés. »

Il résulte de ces faits que si nous parvenons à produire
sur le cou du fœtus une constriction complète et brusque il
perdra connaissance instantanément et succombera sans
souffrir ; c'est précisément ce que nous cherchions. Décri-
vons maintenant la manière dont on peut arriver à ce
résultat.

Le cou du fœtus étant supposé accessible, sans quoi ce
moyen ne serait pas applicable, on commence par passer
autour le bout d'une ficelle à fouet d'un mètre et demi de
longueur ; avec l'un des nombreux intruments qu'on a fait
construire pour des usages analogues. Ce bout passé sera
tiré à l'extérieur jusqu'à dix centimètres de la vulve comme
on le voit sur la figure 1 dans laquelle *c* représentant la
coupe du cou, *a b* représentent la ficelle qui est passée.

On applique ensuite l'extrémité *a* de la ficelle en un
point *n* de l'autre chef voisin de l'orifice vulvaire et on
l'y assujettit ; pour cela on entouré le tout d'un fil ciré, on
fait un premier nœud serré, puis un nœud coulant comme
celui qu'on voit sur la figure également serré.

Nous avons indiqué ce nœud qui est solide et qui peut
se défaire facilement. Cela fait on tire (fig. 3) sur le chef *a*
de la ficelle de façon à entraîner le nœud *n* qui, après
avoir fait le tour du cou, revient (fig. 4) à son point de
départ.

En suivant tous ces mouvements sur les figures il est facile de voir qu'on a ainsi fait faire à la ficelle une fois et demie le tour du cou. Il ne reste plus qu'à détacher le nœud *n* (fig. 5) et en tirant sur le bout *a* redevenu libre et au besoin sur le bout *b* (fig. 6) de façon à mettre les deux chefs d'égale longueur, on appliquera la ficelle exactement autour du cou. Pendant qu'on fait cette manœuvre on aura soin d'introduire deux doigts dans les organes génitaux pour surveiller que l'anneau de ficelle n'enlace rien autre que le cou. En effet si une autre partie s'y ajoutait il pourrait se faire que la compression des vaisseaux et des nerfs du cou ne se fît pas uniformément partout et que le but fût manqué.

Il faut ne pas se contenter de tirer sur les deux bouts de la ficelle une fois qu'elle serait passée car on n'aurait ainsi comprimé que la moitié du cou (fig. 1); c'est pour cela que nous avons imaginé un procédé pour faire faire à la ficelle le tour complet du cou.

Il est certain qu'on pourrait se servir pour faire repasser la ficelle une seconde fois du même instrument qui l'a déjà fait passer; mais on peut y arriver si simplement que nous conseillons de faire comme nous venons de dire. Il peut aussi exister des cas dans lesquels on passera la ficelle autour du cou très difficilement une première fois, pourquoi avoir encore autant de difficultés pour la passer de nouveau?

Quoi qn'il en soit voilà l'anneau de ficelle appliqué autour du cou, mais non serré (fig. 6). On saisit les deux chefs *a* et *b* et on tire brusquement sur les deux à la fois. Au bout d'un instant, pour ne pas être obligé de tenir les

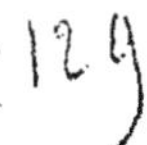

9 782019 277246